Karine Berger
Jean-François Payen
Caroline Hallé

Effets de la posture sur la réponse au remplissage vasculaire

Karine Berger
Jean-François Payen
Caroline Hallé

Effets de la posture sur la réponse au remplissage vasculaire

En neurochirurgie

Presses Académiques Francophones

Impressum / Mentions légales
Bibliografische Information der Deutschen Nationalbibliothek: Die Deutsche Nationalbibliothek verzeichnet diese Publikation in der Deutschen Nationalbibliografie; detaillierte bibliografische Daten sind im Internet über http://dnb.d-nb.de abrufbar.
Alle in diesem Buch genannten Marken und Produktnamen unterliegen warenzeichen-, marken- oder patentrechtlichem Schutz bzw. sind Warenzeichen oder eingetragene Warenzeichen der jeweiligen Inhaber. Die Wiedergabe von Marken, Produktnamen, Gebrauchsnamen, Handelsnamen, Warenbezeichnungen u.s.w. in diesem Werk berechtigt auch ohne besondere Kennzeichnung nicht zu der Annahme, dass solche Namen im Sinne der Warenzeichen- und Markenschutzgesetzgebung als frei zu betrachten wären und daher von jedermann benutzt werden dürften.

Information bibliographique publiée par la Deutsche Nationalbibliothek: La Deutsche Nationalbibliothek inscrit cette publication à la Deutsche Nationalbibliografie; des données bibliographiques détaillées sont disponibles sur internet à l'adresse http://dnb.d-nb.de.
Toutes marques et noms de produits mentionnés dans ce livre demeurent sous la protection des marques, des marques déposées et des brevets, et sont des marques ou des marques déposées de leurs détenteurs respectifs. L'utilisation des marques, noms de produits, noms communs, noms commerciaux, descriptions de produits, etc, même sans qu'ils soient mentionnés de façon particulière dans ce livre ne signifie en aucune façon que ces noms peuvent être utilisés sans restriction à l'égard de la législation pour la protection des marques et des marques déposées et pourraient donc être utilisés par quiconque.

Coverbild / Photo de couverture: www.ingimage.com

Verlag / Editeur:
Presses Académiques Francophones
ist ein Imprint der / est une marque déposée de
OmniScriptum GmbH & Co. KG
Heinrich-Böcking-Str. 6-8, 66121 Saarbrücken, Deutschland / Allemagne
Email: info@presses-academiques.com

Herstellung: siehe letzte Seite /
Impression: voir la dernière page
ISBN: 978-3-8381-4802-1

Zugl. / Agréé par: Grenoble, université Joseph Fourier, 2009

Copyright / Droit d'auteur © 2014 OmniScriptum GmbH & Co. KG
Alle Rechte vorbehalten. / Tous droits réservés. Saarbrücken 2014

A mes parents,

A ma sœur,

A mon frère,

A Stéphane,

« La vie et l'amour sont la même chose. Quand il n'y a pas d'amour, il n'y a pas de vie. »

Roch Carrier

A notre Maître, Directeur de thèse et Président du Jury,

Monsieur le Professeur Jean-François Payen,

Nous vous sommes très reconnaissants d'avoir accepté de présider cette thèse. J'ai pu apprécier au cours de ces cinq années d'internat votre charisme, votre savoir, votre disponibilité (même dans l'urgence) et votre bonne humeur. Veuillez trouver ici l'expression de mes sincères remerciements et de mon profond respect.

A notre jury,

Monsieur le Professeur Pierre Albaladejo,

Vous nous faites l'honneur de participer à ce jury de thèse pour juger ce travail. Soyez assuré de notre profond respect.

Monsieur le Professeur Jean-Luc Bosson,

Nous vous remercions d'avoir accepté de jugez ce travail. Merci de votre aide dans le monde si « obscure » des statistiques.

Madame le Docteur Claude Jacquot,

Nous vous remercions d'avoir accepté d'être membre du jury et de juger notre travail. Vous m'offrez la possibilité de continuer à travailler au sein de votre équipe, soyez assurée de ma profonde reconnaissance.

Madame le Docteur Manuela Oddoux,

Tu nous fais l'honneur de participer à ce jury de thèse, une « première » je crois ! Merci beaucoup pour ton implication dans ce travail, pour avoir parcouru en long, en large et en travers le planning opératoire à la recherche d'une inclusion pour Vigileo !

Au Docteur Caroline Hallé, sans qui le projet n'aurait pu démarrer. Depuis Terre Adélie, tu as pris des nouvelles du travail. Merci Caroline !

Au Docteur Joëlle Carcey, merci Jojo pour ta rigueur, ta spontanéité qui ont permis de mener à bout ces inclusions !

Aux Docteurs Francony, Frénéa, Gardellin et à tous les médecins et internes qui ont participé à l'étude : je vous remercie très chaleureusement.

Aux Professeur Gay et à son équipe, aux internes Laurent et Renaud, merci d'avoir patienté avant l'incision et attendu que le recueil de données soit terminé. Pour une fois que c'est vous qui avez attendu et pas nous ...

2

Mention spéciale aux IADES du bloc neurochirurgie avec en tête de liste : Aline pour qui Vigileo rime avec chocolat, suivi de près par Evelyne mais aussi la grande Véro, Régis, Nathalie, Denis … Merci pour tout ce que vous avez fait.
Merci à Estelle et aux IBODES, aux brancardiers pour l'analyse rapide des gaz du sang …

Merci à la société Edwards Lifesciences.

A Pierre, Dominique, Philippe, Christophe, Marie-Christine, Gilles, Jérôme, Françoise, Denis, Julien B. et Julien P. avec qui je vais avoir l'immense plaisir de travailler.
Dominique, tu as encore quelques mois pour me trouver un nouveau surnom car je trouve que kb ça fait un peu trop insecticide, Johnny Rep ça n'est pas trop féminin quant à la rousse, tu sais je ce que j'en pense !

Au Dr Fauvage, à Charles, François et au regretté Henri qui m'ont permis de découvrir l'univers de la réanimation « neurochirurgicale ».

Un grand merci aux secrétaires : Jocelyne, Sandrine, Corinne, Virginie sans qui j'aurais été encore plus perdue au début surtout.

Merci à toutes les équipes des différents blocs où j'ai pu « œuvrer » pendant ces cinq années d'internat.

Merci aux équipes paramédicales de la RPC et de la Réa Neurochir où l'on a passé pleins de nuit à travailler mais aussi à manger et rigoler !! Ca va continuer !

Merci à Carole Saunier et au personnel du laboratoire d'échographie cardiaque du 8ème D pour m'avoir permis de découvrir le monde des ultrasons.

Je n'oublierai pas le personnel de l'internat : Eric, Louise …

Aux Voironnais pour ce semestre très enrichissant : merci Cyril, Rym, Fred, Marie-Paule, Véro, Marc, François, Luis et l'ensemble du personnel d'anesthésie !

Et enfin, merci aux Lyonnais et au service du Professeur Claude Guérin, pour m'avoir accueilli un semestre et avoir profité de cette expérience très enrichissante sur le plan humain.
Merci Fred pour ta bonne humeur, ta rigueur, tes compétences, Florent alias Woolit' pour tout ce que tu es à chaque moment, pour les dosages antibio à envoyer je ne sais où, pour les chococino, Jean-Christophe Richard de Lyon pour tes blagues « dégueu » tout au long de la journée, Véro et Gaël, et les équipes paramédicales sans oublier Le surveillant Patrick.

A ma famille, que j'aime tant, vous êtes tout pour moi,

Maman, merci pour ton soutien de tous les jours, ta douceur, pour ton optimisme légendaire … et ton inquiétude permanente qui font de toi une fabuleuse maman,
Papa, on dit souvent que ton caractère est le mien alors je sais ce qu'il me reste à faire,
    Vous faites tout pour nous et j'en suis extrêmement reconnaissante, merci de m'avoir transmis vos valeurs du travail, de la famille, de la vie …

Aurélie, tant d'années de cohabitation à Sainté et autant d'excellents souvenirs malgré les soirées passées à travailler, mais aussi les bons moments de détente, la muscu' à Denis Papin, les cafét' Casino, les délires avec la musique à tue-tête, les coups de gueule concernant le ménage …
Je suis ravie que tu aies trouvé ta voie, en plus la Suisse, c'est sympa et Montreux encore plus ! Quant à David il est super !

Pierre, mon petit frère, éternelle supporter de l'OL (quelle honte !) mais futur procureur ou avocat maintenant lyonnais, sportif retraité dès l'adolescence, je suis ta « doune » !

Mes grands parents, Marie-Anne et Nilo, extrêmement impliqués dans ma vie d'étudiante et d'interne, assurant le soutien alimentaire pendant de nombreuses années, essayant de comprendre mon emploi du temps « tu commences à 8h et tu finis à 8h demain, mais c'est pas humain … », « mille grazie per tutto ciò che fate per noi tutti i giorni »

Ma grand-mère, Claudette, pour ton soutien et ton intérêt pour mes études,
A mon grand-père parti beaucoup trop tôt, « je sais que tu aurais été très fier de moi aujourd'hui papi, je pense à toi »

A toute ma famille … oncles, tantes, cousins, aux petits derniers Enoé et Téano …

Stéphane, c'est un plaisir de vivre à tes côtés … Ta patience, ta spontanéité, tes rêves embellissent chaque moment de notre quotidien. A notre famille …

A ma belle famille, Alain, Agnès, Claire, Davy, Elsa, Cécile et David pour leurs encouragements et leur soutien.

A tous les malades, pour leur courage, leur persévérance …

4

Aux Montbrisonnais et à sa fourme, emblématique fromage de mon enfance,
Fifi, alias FX ou le frisé de l'Atlas, le premier sur ma liste car que de souvenirs depuis le CP et l'école primaire de Moingt jusqu'aux nombreuses sorties VTT notamment sur les pistes marocaines ou du diois où je râlais sans cesse contre qui tu sais !!!
Cocotte, intelligence surnaturelle, devenu parisien, toujours prêt à m'accueillir à Panam, à aller me récupérer des livres à la SRLF, moumoute façon manifestants « anti-vietnam »,
Pierrot, expatrié à Nantes, vagabond de nature, dragueur né et fêtard à toutes occasions,
Yasin, Hatice et Fatma, turkish power, rois du thé et du gâteau anti-creux, dieux d'endnote et de statview,
Rémaille, the big blond and Stacy-Ann, English pour l'instant, I hope Rhonalpins soon,
Aurélie et Nicolas, on vous attend toujours à la Tour du Pin,
En souvenir de toutes nos soirées dans les garages,
A tous les chatbiteurs montbrisonnais qui se reconnaîtront !
A Amandine,
A mes amis d'enfance, Séba, Mimick, Mary, Flo et leurs parents, vive le Tivoli, la sardine grillée et l'Espiguette !

Aux Stéphanois et leur fabuleuse équipe de foot toujours en ligue 1,
Clémence, Pierre et Corentin, Cécile, Vincent et Lilian, Emilie et François, Nelly, Emmanuelle, Rémi, Alban et Baptiste, tant de souvenirs avec vous pendant toutes ces années de médecine, des révisions de l'internat aux footings autour du barrage de Planfoy, des week ends randos aux aprèm piscine, des repas de Noël aux soirées poker pour les garçons sans oublier les semaines de ski …
Vous êtes tous merveilleux et j'espère que même malgré la distance notre amitié sera toujours présente. Vous comptez beaucoup pour moi.
Sandrine, tu as toujours su me motiver des après-midis entières pour faire des dossiers d'internats, quant à Nico merci de m'avoir permis de souffler en allant faire du sport.

Aux Lyonnais, merci de n'avoir pas remporté le championnat de France de foot 2009,
A Julie et Marie (même si tu es grenbloise maintenant), mes deux formidables cointernes à la Croix-Rousse, à votre entrain, votre motivation, vos sourires, nos soirées, nos restos, nos week end skis, nos futures randos n'est-ce pas Julie (par exemple le refuge de la Molière en ski de fond cette hiver ?),
A Mathieu et Sophie, François et Anne, Laurent.

Et enfin aux Grenoblois,
Aurélie, Stéphane et Mathis, content d'avoir des stéphanois expatriés à Gre, vous êtes un exemple de courage, merci pour tout,
Isabelle et Cyril, Stéphanie, Jérôme et Nolan, Magalie et Nicolas, cointernes mais néanmoins amis, merci pour le soutien mutuel lors de la rédaction de cette thèse,
Caro et Nico, merci Caro pour les footings quand on habitait à l'internat, moment de détente dans cette nouvelle vie trépidante,
A Marine et Marie-Cécile, merci les filles pour toutes les inclusions Vigileo et pour vos conseils,
A Pierre, futur co-assistant, je te rappelle que les cours aux externes, c'est ton domaine,
A Séb, Etienne, MC, Noémie, Marine, Yohann, Arnaud, Sam pour ces semaines de DESC inoubliables !
A mes cointernes Anne-Claire, Jérôme, Aurélie,
A tous les internes d'anesthésie du CHU de Grenoble : bravo pour la bonne ambiance qui règne au sein du groupe, merci aux petits nouveaux d'avoir réinstauré les « apéros » du lundi.

Table des matières

LISTE DES ABREVIATIONS

DC	: débit cardiaque (L/min)
IC	: index cardiaque (L/min/m^2)
VE ou VES	: volume d'éjection systolique (ml)
VVE	: variation du volume d'éjection (%)
VEI	: volume d'éjection systolique indexé (ml/m^2)
PAS	: pression artérielle systolique (mmHg)
PAD	: pression artérielle diastolique (mmHg)
PAM	: pression artérielle moyenne (mmHg)
FC	: fréquence cardiaque (battements/min)
SpO2	: saturation pulsée en O_2 (%)
T	: température corporelle (°C)
PetCO2	: pression de fin d'expiration en CO2 (kPa)
EtCO2	: end tidal CO2 (kPa)
PPlat	: pression des voies aériennes supérieures (Pression de Plateau) (cmH$_2$O)
BIS	: indice bispectral (BIS)
PaO2	: pression partielle en O2 dans le sang artériel (kPa)
PaCO2	: pression partielle en CO2 dans le sang artériel (kPa)
DD	: décubitus dorsal
DV	: décubitus ventral
RV	: remplissage vasculaire
R	: répondeur
NR	: non répondeur
ATCD CV	: antécédents cardio-vasculaires
LJP	: lever de jambe passif

1 INTRODUCTION

La neurochirurgie associe des positionnements nombreux et spécifiques ; la durée opératoire est longue et le risque hémorragique souvent majeur. Pour le rachis, la chirurgie est réalisée dans la grande majorité des cas en décubitus ventral (DV). En ce qui concerne la chirurgie intracrânienne, elle peut-être réalisée soit en décubitus dorsal (DD), soit en décubitus ventral. Les implications directes du positionnement en DV sont une obstruction cave avec baisse du retour veineux, une modification des interactions cœur-poumon liée à la compression thoracique et abdominale, une aggravation du saignement et un risque hémodynamique. Au bloc opératoire mais aussi dans les services de réanimation, le remplissage vasculaire est couramment réalisé chez les patients en cas de défaillance hémodynamique.

Plusieurs thérapeutiques sont possibles pour restaurer un état hémodynamique satisfaisant : remplissage vasculaire, agents vasopresseurs (éphédrine, noradrénaline), agents inotropes (dobutamine). Or, l'expansion volémique est souvent la première réponse thérapeutique en raison de la relation entre le volume télédiastolique ventriculaire (c'est-à-dire la pré charge ventriculaire) et le volume d'éjection systolique (VES). Mais tous les patients n'ont pas la même réponse au remplissage vasculaire : un patient peut augmenter son débit cardiaque en réponse à une expansion volémique (pré charge dépendance du débit cardiaque ; par exemple, hypovolémie à cœur sain) ou non (pré charge indépendance ; par exemple, altération de la contractilité myocardique) (1).

Il est donc utile de connaître pour chaque patient son état de réponse au remplissage vasculaire à partir d'indicateurs prédictifs bien établis, afin d'apporter la meilleure solution thérapeutique face à une baisse per-opératoire de la pression artérielle.

De nombreux indicateurs de la réponse au remplissage vasculaire sont proposés en réanimation et au bloc opératoire. Il est désormais admis que les facteurs statiques (pression veineuse centrale, pression capillaire pulmonaire, volume télédiastolique ventriculaire droit, surface télédiastolique ventriculaire gauche) ne sont pas des critères permettant d'évaluer de manière fiable l'état de pré charge-dépendance du débit cardiaque (2, 3). En revanche, les facteurs dynamiques sont de meilleurs indicateurs de la réponse au remplissage vasculaire. Ils sont tous basés sur les interactions entre le cœur et la ventilation mécanique en pression positive: le système cardio-vasculaire est sensible aux variations de la pré charge induites par les changements de la pression pleurale. Dès lors, ces facteurs peuvent être influencés par la pré charge ventriculaire, le volume courant et/ou la pression intrathoracique. Les variations de la pression artérielle systolique étaient la première méthode utilisée à partir des interactions cœur-poumon pour déterminer la réponse au remplissage vasculaire.

Ainsi, la mesure du delta-Down (baisse de la pression artérielle systolique en fin d'expiration) et la variation respiratoire de la pression pulsée (deltaPP) peuvent prédire la réponse au remplissage vasculaire (4). La variation du volume d'éjection systolique (VVE) fait partie de ces indicateurs dynamiques (5).

VVE est donnée par un dispositif récent, Vigileo^{TM} / FloTrac (Edwards Lifescience, Irvine, CA, USA) (6). Ce système permet de monitorer automatiquement et en continu le débit cardiaque à partir de l'analyse de l'onde de pouls artériel. De nombreux paramètres sont combinés dans un algorithme pour prédire une valeur de volume d'éjection systolique. Ce moniteur fonctionne sans aucune calibration préalable.

L'objectif principal de cette étude est de comparer, selon la posture (DV versus DD), l'intensité de la réponse au remplissage vasculaire mesurée par les paramètres dynamiques obtenus par le système Vigileo^{TM} notamment sur la variation du volume d'éjection systolique, chez des patients opérés en neurochirurgie.

Les objectifs secondaires sont la comparaison de l'intensité de la réponse au remplissage vasculaire entre DD et DV selon les autres paramètres hémodynamiques et la détermination des meilleurs facteurs prédictifs de la réponse au remplissage vasculaire en DV.

2 MATERIEL ET METHODE

2.1 POPULATION ETUDIEE

Il s'agit d'une étude pilote pour laquelle le calcul du nombre de sujets nécessaires est difficile à déterminer. Dans les études publiées sur le remplissage vasculaire et le monitorage, les effectifs vont de 14 à 40 patients (5, 7-9). Comme l'un des objectifs est de déterminer la prédiction des facteurs hémodynamiques au remplissage vasculaire, 60 patients sont nécessaires, répartis en 2 groupes : 30 patients opérés en DD, 30 opérés en DV. La posture (DD ou DV) est déterminée par l'acte chirurgical, et aucune randomisation du remplissage vasculaire sur la posture n'est évidemment possible. Une stratification sur le type de chirurgie (rachis versus intracrânien) est difficile car la chirurgie du rachis est principalement effectuée en DV, et la chirurgie intracrânienne principalement en DD.

Les patients sont recrutés dans le service de neurochirurgie du CHU de Grenoble.

Les critères d'inclusion sont les suivants :

- homme ou femme,
- âge supérieur ou égal à 18 ans,
- formulaire de consentement signé,
- pathologie tumorale intracrânienne ou pathologie du rachis à risque hémorragique nécessitant la mise en place d'une pression artérielle radiale par voie sanglante,
- chirurgie en décubitus ventral ou dorsal, d'une durée prévisible supérieure à 3 h,
- épreuve de remplissage vasculaire effectuée avant l'incision chirurgicale.

Les critères de non inclusion sont les suivants :

- femme enceinte,
- femmes allaitantes,
- âge inférieur à 18 ans,
- refus du patient,
- acte neurochirurgical ne nécessitant pas la mise en place d'une pression artérielle sanglante,
- antécédents cardiaques connus en préopératoire : troubles du rythme cardiaque, hypertension artérielle pulmonaire, fraction d'éjection ventriculaire gauche inférieure à 40 %, valvulopathie aortique,

- patient hospitalisé plus de 24h en réanimation,
- impossibilité de recevoir une information éclairée,
- absence de couverture par la sécurité sociale,
- personnes privées de liberté,
- personnes faisant l'objet d'une mesure de protection légale ou hors d'état d'exprimer leur consentement.

Les écarts au protocole sont :
- chirurgie non réalisée,
- monitorage impossible (échec de pose de pression artérielle sanglante par voie radiale, arythmie cardiaque apparue en cours d'intervention, courbe de pression artérielle ininterprétable, panne de matériel),
- épreuve de remplissage vasculaire effectuée après l'incision chirurgicale,
- nécessité de remplissage vasculaire supplémentaire par Voluven® et/ou utilisation d'agents vasoactifs (noradrénaline, adrénaline) pendant la période d'étude (induction-incision chirurgicale).

2.2 SCHÉMA DE L'ÉTUDE

2.2.1 Type d'étude

Il s'agit d'une étude prospective comprenant 2 groupes de patients dont la position est imposée par l'acte chirurgical. Le groupe DD est constitué de patients opérés en décubitus dorsal (DD), le groupe DV de patients opérés en décubitus ventral (DV). Pour chaque patient, une épreuve de remplissage vasculaire est effectuée avant l'acte chirurgical, procédure qui est habituellement faite pour ce type d'intervention chirurgicale.

Avant le début de l'étude, l'investigateur principal a fourni aux co-investigateurs de l'étude une copie de l'approbation écrite du protocole par le Comité de Protection des Personnes (CPP) Sud-Est V. L'avis de ce comité a été notifié dans la lettre d'intention adressée par le promoteur au ministère avant le début de l'étude et dans la notice d'information au patient. Aucun patient n'a été inclus dans l'étude avant que toutes les exigences régies par la loi française n'aient été satisfaites.

2.2.2 Aspects réglementaires

Les patients n'ont été inclus dans l'étude qu'après avoir donné leur consentement écrit, après avoir reçu une information d'un médecin expliquant le but de l'étude, la durée de la participation, les procédures, les bénéfices, les risques, la confidentialité et la couverture par une assurance. L'ensemble de ces informations est résumé dans une notice d'information qui était remise au patient (annexe 1). Le formulaire de consentement (annexe 2) a été signé en 2 exemplaires par le patient et par le médecin investigateur ; une copie était remise au patient et l'investigateur gardait le 2ème exemplaire pendant au moins 15 ans. Sur demande du patient, le retrait du consentement pouvait s'exercer à tout moment sans que cela ne remette en cause la qualité des soins.

2.2.3 Confidentialité et archivage des données

La première page du cahier de recueil (annexe 3) des données où figurent les coordonnées de chaque patient était enlevée avant analyse des données. La base de données informatique était réalisée selon les critères exigés par la commission nationale informatique et liberté (CNIL). L'investigateur principal conservera toutes les données de l'étude pendant 15 ans, selon les directives européennes.

2.3 APPAREIL TESTE

L'appareil utilisé est le moniteur Vigileo^{TM} (image 1) associé au capteur de pression artérielle FloTrac^{TM} (image 2) fabriqué et distribué par Edwards Lifesciences LLC, Irvine, CA, USA version V03.01 PIC V1.0.

Image 1 :

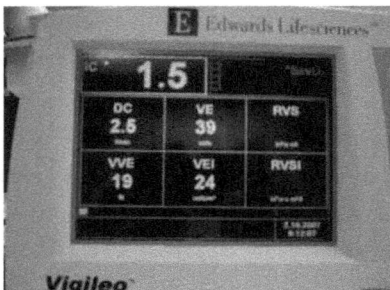

Image 2 :

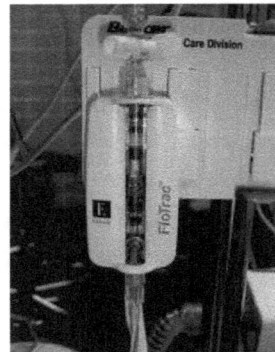

Dans le système Vigileo^{TM}, le volume d'éjection systolique (VES) est mesuré à partir d'un algorithme (combinaison de 13 paramètres) selon la formule suivante (6) :

$$\boxed{\text{VES} = \text{K x Pulsatilité}}$$

avec K, une constante prenant en compte la compliance artérielle et les résistances vasculaires calculées à partir des caractéristiques du patient (sexe, âge, poids, taille), selon la méthode décrite par Langewouters (10). Cette constante est recalculée toutes les 10 minutes (V03.01 PIC V1.0). La pulsatilité représente la déviation standard de la courbe de pression artérielle sur un intervalle de 20 secondes par rapport à la courbe théorique définie précédemment. Ce modèle mathématique complexe intègre la pression artérielle moyenne, sa variance, le *skewness* et le *kurtosis*. Le *skewness* dépend de la symétrie entre la pente ascendante et descendante de la courbe de pression artérielle (11). Ainsi, une vasoconstriction induit une augmentation de la pente ascendante et une diminution de la pente descendante. Le *kurtosis* évalue la répartition des valeurs de pression hautes et basses de part et d'autre de la pression moyenne par rapport à une distribution statistiquement normale de ces valeurs.

Il n'y a donc pas de calibration préalable. Le débit cardiaque (DC) est alors calculé selon :

$$\boxed{\text{DC} = \text{Fréquence cardiaque x VES}}$$

Le système remet à jour les données de l'hémodynamique toutes les 20 secondes. Il calcule la variation du volume d'éjection (VVE), indice dynamique de la pré charge-dépendance du patient. D'autres variables sont calculées : index cardiaque (IC), index du volume d'éjection systolique (VEI).

Quelques études ont été menées pour valider les mesures obtenues par le système Vigileo^{TM}. Chez 11 sujets sains recevant une perfusion d'un agoniste alpha2 (dexmedetomidine) à faible et à forte posologies, la mesure du débit cardiaque par l'analyse du contour de l'onde de pouls artériel a été comparée à 2 autres méthodes : la thermodilution par cathéter pulmonaire et l'échocardiographie transthoracique (12). Les valeurs des variations du DC entre repos et forte posologie de dexmedetomidine (réduction de 25 % du DC) ont été proches entre les 3 méthodes, avec un biais (± 2 déviations standard) de 0,55 (± 2,55) et de -0,10 (± 2,04) l/min. Une autre étude réalisée en chirurgie cardiaque (30 patients), comparant le système Vigileo^{TM} avec la thermodilution par cathéter pulmonaire et le système PiCCO a observé un biais de 0,6 l/min mais avec une précision assez médiocre (13). Pour les auteurs, le système Vigileo[TM] aurait tendance à sous-estimer la valeur du débit cardiaque.

Plus récemment, deux études retrouvent une bonne corrélation en post-opératoire de chirurgie cardiaque en condition hémodynamique stable (14, 15). D'autres obtiennent des résultats moins satisfaisants en post-opératoire de chirurgie cardiaque (16), au cours de la transplantation hépatique (17, 18) et chez des patients sélectionnés pour leur instabilité hémodynamique (19) ou chez des patients en choc septique (20).

Cependant, l'objectif de notre étude n'est pas de valider le système Vigileo[TM] par rapport à une autre méthode, mais d'utiliser l'information mesurée avant remplissage vasculaire en la répétant chez le même sujet : après remplissage et après mise en DV.

La pré charge-dépendance est définie dans notre protocole par une augmentation de l'index cardiaque $\geq$ 15 % entre le début (T0) et la fin de l'expansion volémique (T30).

Cette méthode de monitorage est intéressante par sa mise en place rapide, facile, utilisable aux urgences, en réanimation, au bloc opératoire, même si des études supplémentaires sont nécessaires. Les inconvénients de ce système sont l'imprécision de la mesure due à la présence d'artéfacts sur la courbe de pression artérielle, la présence d'un cathéter inopérant, la présence d'une régurgitation aortique, d'une vasoconstriction périphérique importante, d'une arythmie cardiaque.

2.4   PROTOCOLE OPERATOIRE

L'étude s'est déroulée auprès de patients admis dans le service de neurochirurgie du CHU de Grenoble, pour chirurgie du rachis (lésion dégénérative ou traumatique) avec abord postérieur ou antérieur, ou pour chirurgie tumorale intracrânienne. Si le patient satisfaisait aux critères d'inclusion, il était procédé de la manière suivante : consultation d'anesthésie et visite pré anesthésique.

Lors de la consultation d'anesthésie, on proposait au patient sa participation à l'étude clinique après lui avoir expliqué les modalités. Un feuillet d'information ainsi qu'un formulaire de consentement éclairé lui étaient remis.

Lors de la visite pré anesthésique, on rappelait l'étude au patient. On vérifiait la présence du cahier de recueil des données dans le dossier du malade. On archivait le formulaire de consentement éclairé signé (un exemplaire, l'autre étant gardé par le malade).

Le protocole d'anesthésie était le suivant : la prémédication était réalisée par 1 mg/kg d'hydroxyzine per os. Le traitement habituel du patient était adapté. Après la mise en place d'une perfusion avec du sérum physiologique (2 ml/kg/h), l'induction anesthésique était réalisée par rémifentanil 0.25 µg/kg en 30 secondes, puis perfusion continue entre 0,15 et 0,20 µg/kg/min, lidocaïne 0.5 mg/kg IV et propofol en mode AIVOC (anesthésie intra-veineuse à objectif de concentration). La concentration cible était choisie pour obtenir 2 à 3 fois la concentration permettant la perte de conscience (perte du réflexe ciliaire). Cette concentration cible se situait entre 2 et 8 mg/l pour obtenir une profondeur d'anesthésie mesurée par l'indice bispectral (BIS) entre 40-60. Une curarisation par cisatracurium 0.15 mg/kg IV était effectuée. L'intubation était oro-trachéale et le patient était placé en ventilation mécanique avec un mélange air-oxygène. Le réglage du ventilateur suivait initialement les constantes suivantes : fréquence respiratoire à 12/min, volume courant 8 ml/kg (ventilation avec volume contrôlé), pas de PEP, fraction inspirée d'O_2 à 50 %. La pression partielle de CO_2 en fin d'expiration (PetCO$_2$) devait être entre 4 et 4,5 kPa pendant la période étudiée. L'antibioprophylaxie était effectuée par céfazoline 2g IV avant l'incision puis 1g 4 heures plus tard. En cas d'allergie, on administrait de la vancomycine 1g en perfusion de 60 min. Le patient était équipé par 2 voies veineuses périphériques, une pression artérielle sanglante (voie radiale), une sonde urinaire, une mesure de l'index bispectral (BIS) et un monitorage opératoire habituel (ECG, SpO$_2$, PetCO$_2$, pression artérielle non invasive, température, pression intrathoracique).
Après la mise en place de l'intubation et l'instauration de la ventilation mécanique, le patient était équipé d'une pression artérielle sanglante par voie radiale. Le cathéter standard (Seldicath 4F, 8 cm x 1.3 mm, PLASTIMED, Division PRODIMED), était relié au capteur de pression FloTrac^{TM} et au moniteur Vigileo^{TM}. Pour initialiser la mesure, il fallait saisir le poids, la taille, l'âge et le sexe des patients. Après vérification de la qualité du signal de pression artérielle, le débit cardiaque était mesuré en continu et réinitialisé toutes les 20 secondes.

Les mesures hémodynamiques étaient effectuées en période stable, c'est-à-dire sans variation de la pression artérielle, ni modification de l'anesthésie (indice BIS stable entre 40 et 60), ni emploi d'agents vasoactifs ou de remplissage vasculaire non autorisé.

Chaque posture comportait plusieurs temps de mesure :

- Avant (T-avant),
- A T0 :
  - en DD, 10 min après mise en place de la têtière (chirurgie intracrânienne) ou équivalent (chirurgie du rachis par abord antérieur),
  - en DV, 10 min après le retournement du patient et vérification des points d'appui et de la liberté abdominale.
- enfin toutes les 5 minutes pendant le remplissage vasculaire (T5, T10, T15, T20, T25, T30).

L'expansion volémique était effectuée par 500 ml d'hydroxyéthylstarch (Voluven®) administré par voie IV en 30 min. A chaque temps de mesure, les paramètres suivants étaient recueillis : DC, IC, VES, VVE, VEI, PAS, PAM, PAD, FC, SpO$_2$, T, PetCO$_2$, PPlat, BIS.

Les variables biologiques étaient recueillies à T-avant, T0 et à T30 : gaz du sang artériel (PaO$_2$, PaCO$_2$) et calcul du gradient alvéolo-capillaire en CO2 (kPa), taux d'hémoglobine (g/dl).

2.5 OBJECTIFS DE L'ETUDE

L'objectif principal de cette étude était de comparer, selon la posture (DV versus DD) de patients opérés en neurochirurgie, l'intensité de la réponse au remplissage vasculaire mesurée par les paramètres dynamiques obtenus par le système Vigileo^{TM}.

Les objectifs secondaires étaient la comparaison de l'intensité de la réponse au remplissage vasculaire entre DD et DV selon les autres paramètres hémodynamiques et la détermination des meilleurs facteurs prédictifs de la réponse au remplissage vasculaire en DV.

L'analyse des résultats a été effectuée sous l'égide du CIC de Grenoble. Les données étaient saisies sur un tableur pour traitement statistique (Statview®).

Les résultats ont été obtenus par les tests de Student, Chi2 et ANOVA exprimés en moyenne ± déviation standard.

16

3 RESULTATS

Au total, 60 patients ont été inclus du 13 septembre 2007 au 3 juin 2009 dans le service de neurochirurgie du CHU de Grenoble.

7 patients ont été exclus secondairement car ces patients ont bénéficié :

- soit d'une dose totale d'Ephédrine® pendant la période d'inclusion supérieure à 15 mg,

- soit d'un traitement par amines vasoconstrictives telle que la Noradrénaline®,

- soit d'un remplissage par des colloïdes de type Voluven® dont le volume dépassait 500 ml pendant la période de recueil des informations.

Ainsi les données de 53 patients ont pu être exploitées :

- 23 patients dans le groupe DV,
- 30 patients dans le groupe DD.

L'analyse a été faite par les tests de Student, Chi2 et ANOVA. Les résultats sont exprimés en moyenne ± déviation standard.

3.1 DONNEES GENERALES CONCERNANT LA POPULATION ETUDIEE

Le tableau 1 résume les caractéristiques cliniques, démographiques, anesthésiques et chirurgicales des patients inclus dans l'étude. Parmi les 53 inclusions, on comptait 36 femmes et 17 hommes. L'âge moyen était plus élevé dans le groupe opéré en DV (51 ± 10 vs 61 ± 14 ans en DV ; $p < 0,05$).

Les 2 groupes était comparables en terme d'antécédents cardio-vasculaires ($p = 0,12$). Les traitements cardio-vasculaires étaient plus fréquents dans le groupe DV ($p < 0,05$).

Concernant les caractéristiques de l'intervention chirurgicale, 1 patient a été opéré du rachis dans le groupe DD : il s'agissait d'une tumeur de la deuxième vertèbre cervicale. Dans le groupe DV, 17 patients ont été inclus pour une chirurgie rachidienne et 6 pour une chirurgie intracrânienne. Nous n'avons pas pu retrouver le type d'intervention chirurgicale pour un de nos patients.

Les deux groupes étaient comparables pour la durée de l'anesthésie, la durée de la chirurgie, le remplissage par cristalloïdes, la profondeur de l'anesthésie (BIS T-avant et BIS à T30), la posologie de morphinomimétiques et la posologie de curares à l'induction.

Cependant, la concentration cible d'hypnotiques nécessaire à l'obtention d'un BIS entre 30 et 60 dans le groupe DV a été plus faible que dans le groupe DD (2,6 ± 0,8 vs 3,1 ± 0,7 µg/ml respectivement ; p < 0,05).

Tableau 1 : Caractéristiques cliniques, démographiques, anesthésiques et chirurgicales des patients inclus

Caractéristiques	Groupe DD n=30	Groupe DV n=23	P
sex ratio	26 ♀ / 4 ♂	10 ♀ / 13 ♂	< 0,05
poids en kg	65 ± 13	73 ± 17	< 0,05
âge en an	51 ± 10	61 ± 14	< 0,05
ASA 1	13	3	
ASA 2	15	13	< 0,05
ASA 3	2	7	
ATCD CV (O=oui, N=non)	12 O, 18 N	15 O, 8 N	0,12
TTT CV	10 O, 20 N	15 O, 8 N	< 0,05
Type d'intervention	1 Rachis, 28 Crâne	17 Rachis, 6 Crâne	< 0,05
Durée d'anesthésie en minutes	449 ± 164	388 ± 159	0,18
Durée de chirurgie en minutes	302 ± 157	264 ± 139	0,37
Remplissage par cristalloïdes en ml	2087 ± 800	1679 ± 936	0,09
Profondeur de l'anesthésie T-avant (BIS)	37 ± 7	39 ± 11	0,64
Profondeur de l'anesthésie T30 (BIS)	35 ± 8	41 ± 13	0,09
Posologie de propofol en µg/ml	3,1 ± 0,7	2,6 ± 0,8	< 0,05
Posologie de rémifentanil µg/kg/min	0,19 ± 0,09	0,17 ± 0,06	0,08
Posologie de cisatracurium en mg	9 ± 2	11 ± 2	0,08

3.2 EFFET DU RETOURNEMENT

3.2.1 Effet du retournement sur les paramètres hémodynamiques en DV

Le changement de posture a peu d'effet sur les paramètres hémodynamiques ; seule la PAM est modifiée de manière significative entre T-avant et T0 pour le groupe DV (tableau 2).

Tableau 2 : Variation des différents paramètres hémodynamiques lors du retournement (pour le groupe DV)

Paramètres hémodynamiques	T-avant	T0	P
FC	67 ± 13	67 ± 13	0,81
PAM	**65 ± 17**	**72 ± 10**	**< 0,05**
DC	4,2 ± 1,2	3,9 ± 1	0,24
IC	2,3 ± 0,6	2,1 ± 0,5	0,12
VVE	17 ± 14	20 ± 11	0,27
PPlat	16 ± 6	16 ± 6	0,75
PaCO2	4,9 ± 0,9	4,7 ± 0,8	0,25

3.2.2 Comparaison des paramètres hémodynamiques selon le groupe

Avant la pose de la têtière ou le retournement (T-avant), les 2 groupes ont été comparables pour la PAM, l'IC, VVE, la $PaCO_2$, le gradient alvéolo-capillaire en CO_2, la pression de plateau intrathoracique et le volume courant. La fréquence cardiaque était quant à elle différente : 67 ± 13 en DV vs 57 ± 9 bat/min en DD ; p < 0,05.

Après le retournement (T0), la posture influence l'IC et VVE différemment selon le groupe tandis que la PAM reste identique.

On retrouvait toujours une différence significative en terme de FC (p < 0,05). L'IC mesuré à T0 était plus faible dans le groupe DV par rapport au groupe DD : 2,1 ± 0,4 vs. 2,4 ± 0,5 ml/min/m2, respectivement (p<0,05). VVE était plus élevée dans le groupe DV par rapport au groupe DD (20 ± 11 vs. 11 ± 4% en DD ; p<0,05) (figures 1 et 2).

Figure 1 : Evolution de l'IC selon la posture

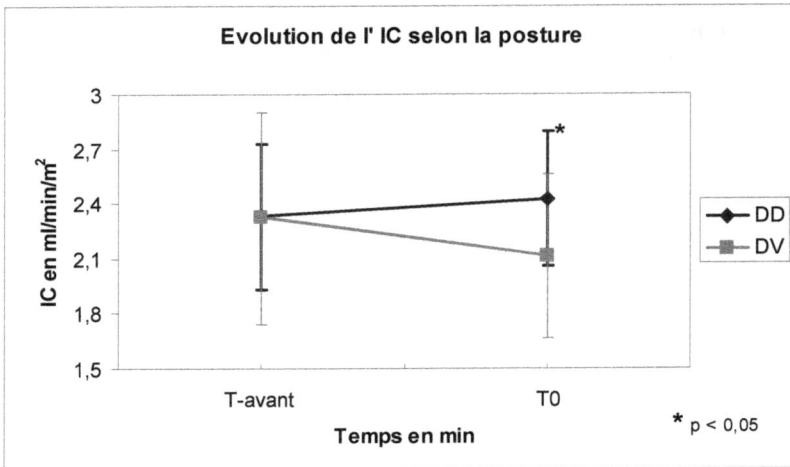

Evolution de l' IC selon la posture

* p < 0,05

Figure 2 : Evolution du VVE selon la posture

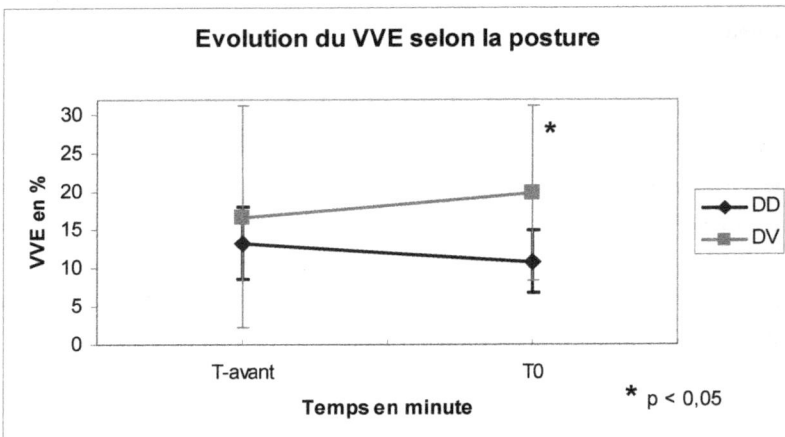

Evolution du VVE selon la posture

* p < 0,05

3.3 EFFETS DU REMPLISSAGE VASCULAIRE SELON LA POSTURE

A T30, le RV a induit la même augmentation de l'IC dans les 2 groupes : +18 ± 36 % en DV vs. +11 ± 15 % en DD (p = 0,32) (figure 3).

Figure 3 : Evolution de l'IC au cours du RV selon la posture

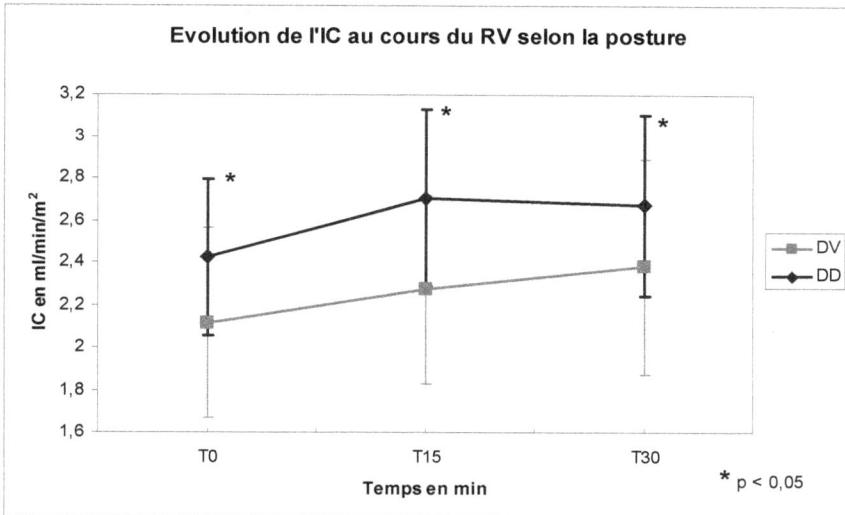

Parmi les 23 patients du groupe DV, l'expansion volémique entraîne une augmentation non significative de la PAM, du DC et de l'IC. Dans le même temps, on note une diminution non significative de la FC et diminution significative du VVE (20 ± 11 à 11 ± 4 après RV ; p < 0,05).

En ce qui concerne les patients en DD, le remplissage vasculaire entraîne une stabilité de la FC. On a une augmentation non significative de la PAM. Le DC et l'IC varient de façon significative. Enfin, la diminution du VVE en DD n'est pas significative (11 ± 4 à 9 ± 6 ; p = 0,07).

Ainsi, le remplissage vasculaire en DV induit une diminution significative du VVE, non retrouvée en DD. Les autres indices hémodynamiques (FC, PAM), en DV comme en DD, ne sont pas modifiés par l'expansion volémique.

3.4 APTITUDE DES DIFFERENTS PARAMETRES HEMODYNAMIQUES A PREDIRE UNE REPONSE AU REMPLISSAGE VASCULAIRE SELON LA POSTURE

Le nombre de patients répondeurs au RV (IC $\geq$ 15 %) a été identique dans les 2 groupes (14 en DV vs. 12 en DD ; p = 0,22).

Dans le groupe des patients répondeurs au RV, on n'observait aucune différence significative pour la FC, la PAM et le DC selon la posture du patient. Seule VVE, donnée par le système Vigileo™, était significativement différente (figure 4).

On n'observait aucune différence sur le VVE entre les répondeurs et les non répondeurs (16 ± 11 vs 13 ± 7 % NR ; p = 0,25) ; ceci confirme que la VVE était fortement influencée par la posture.

Enfin, au sein du groupe DD, VVE n'était pas un indice prédictif fiable d'une réponse au RV puisqu'il n'existait aucune différence significative entre les patients répondeurs et les non répondeurs (11 ± 5 vs 10,6 ± 4 %, respectivement ; p = 0,65).

Figure 4 : VVE selon la posture chez les patients répondeurs au RV

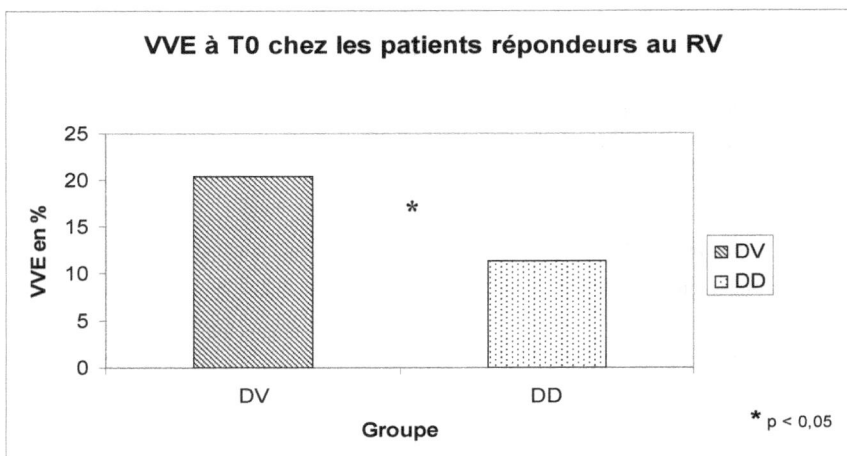

4 DISCUSSION

Le maintien de la pression de perfusion cérébrale et médullaire est essentiel en neurochirurgie afin de prévenir l'ischémie tissulaire. De nombreuses causes peuvent altérer la perfusion tissulaire en neurochirurgie : jeûne pré-opératoire, emploi éventuel de diurétiques et/ou de mannitol, saignement per-opératoire, vasoplégie induite par les agents d'anesthésie, baisse de la contractilité myocardique, baisse du retour veineux par compression abdominale au cours du décubitus ventral. Toutes ces causes se traduisent par une hypotension artérielle bien que le mécanisme de cette hypotension puisse être différent : vasculaire, cardiaque et/ou volumique.

Il existe de nombreuses interactions entre les systèmes pulmonaire et cardiovasculaire. De ce fait, des modifications hémodynamiques sont induites par la ventilation qu'elle soit spontanée ou mécanique en pression positive (1, 21).

En ventilation mécanique et sous anesthésie générale, la pression intrathoracique varie au cours du cycle respiratoire. A l'inspiration, on assiste à une diminution du retour veineux responsable d'une chute du volume d'éjection du ventricule droit qui se transmet après quelques battements cardiaques au cœur gauche et diminue son volume d'éjection au cours de l'expiration (22). Au cours de la ventilation mécanique, la pression artérielle systolique est maximale pendant l'inspiration (liée en partie à l'augmentation du volume d'éjection systolique du ventricule gauche) et minimale après quelques battements cardiaques c'est-à-dire au cours de l'expiration. Dans de nombreuses études (23, 24), il a été démontré que les situations d'hypovolémie induisaient une augmentation de l'amplitude des variations de cette pression artérielle.

Les variations de la pression artérielle systolique étaient la première méthode utilisée à partir des interactions cœur/poumon pour déterminer la réponse au remplissage vasculaire.

De nombreux autres indicateurs de la réponse au remplissage vasculaire sont proposés en réanimation et au bloc opératoire. On distingue les facteurs statiques (pression veineuse centrale, pression capillaire pulmonaire, volume télédiastolique ventriculaire droit, surface télédiastolique ventriculaire gauche) et les facteurs dynamiques qui sont de meilleurs indicateurs de la réponse au remplissage vasculaire (25). L'optimisation du débit cardiaque durant la période opératoire est destinée à améliorer la perfusion et l'oxygénation tissulaire, notamment dans le territoire splanchnique, et à diminuer ainsi l'incidence des défaillances d'organes ultérieures. Certains auteurs ont montré que l'optimisation du delta PP diminuait la mortalité (26).

Plus récemment, des méthodes de mesure du débit cardiaque et du volume d'éjection systolique (VES) ont été proposées, basées sur l'analyse du contour de l'onde de pression artérielle : le système PiCCO (Pulsion Medical Systems, Munich, Allemagne) et le système Vigileo™ (Edwards Lifesciences LLC, Irvine, CA, USA). Le système PiCCO combine l'analyse du contour de l'onde de pouls (artère fémorale ou radiale) et la thermodilution transpulmonaire (27). Le sytème Vigileo™ permet la mesure en continu du débit cardiaque à partir de la pression artérielle par voie sanglante, sans calibration préalable (6). Les 2 systèmes mesurent la variation du volume d'éjection systolique (VVE), reflet des variations cycliques du volume d'éjection pendant la ventilation mécanique. Ainsi, la VVE mesurée par le système PiCCO est un indice pouvant prédire la réponse au remplissage vasculaire au bloc opératoire. Chez 15 patients opérés en neurochirurgie intracrânienne, la valeur de la VVE, du VES et de la PAS avant remplissage vasculaire a permis de distinguer les patients répondeurs (précharge-dépendant) et non-répondeurs (précharge-indépendant) ; une VVE initiale de 9,5 % ou plus a été un indice prédictif d'une réponse significative au remplissage vasculaire, définie par une augmentation du VES supérieure à 5 % (5). Chez 14 patients de chirurgie cardiaque, une corrélation étroite a été établie entre VVE mesurée avant une épreuve de Trendelenburg et la réponse hémodynamique (index cardiaque) au remplissage, tandis que les valeurs de pression veineuse centrale et de pression capillaire pulmonaire n'étaient pas liées à cette réponse (7). La VVE issue du Vigileo ™ est un bon indice prédicif de la réponse au RV avec une valeur seuil de 9,6 % (sensibilité à 91 % et spécificité à 83 %) (9). Une étude française récente a montré que la VVE (obtenue par Vigileo™) > 10 % permettait de prédire une réponse au RV avec une sensibilité de 94 % et une spécificité de 94 % chez 40 patients sédatés pour une transplantation hépatique (28).

Une comparaison entre différents paramètres dynamiques a identifié VVE et deltaPP comme les meilleurs facteurs prédictifs de la réponse au remplissage vasculaire avant mise en place d'une circulation extra-corporelle en chirurgie cardiaque ; le seuil pour identifier les patients répondeurs (ΔVES > 25 %) a été une valeur de VVE supérieure ou égale à 12,5 % pour certains (8, 29) et supérieure à 11,5 pour d'autres (ΔVES > 15 % et sensibilité à 81 %, spécificité 82 %) (29).

Une étude française s'est intéressée à la VVE obtenue par le moniteur Vigileo ™ comme marqueur prédictif d'une réponse au remplissage vasculaire chez 40 patients sédatés pour une transplantation hépatique. Les patients étaient répondeurs si le DC augmentait d'au moins 15 %. Une VVE > 10 % permettait de prédire une réponse au RV avec une sensibilité de 94 % et une spécificité de 94 % (28). Cannesson et al. retrouvent les mêmes résultats (30).

Récemment, une équipe a montré que la VVE était bien corrélée avec la présence d'hypotension péri-opératoire après oesophagectomie (31). Notre étude au sein du groupe en DD n'a pas permis de retrouver ces résultats avec un VVE à T0 non significatif entre répondeurs et non répondeurs (11 ± 5 vs 10,6 ± 8 respectivement ; p = 0,65).

Comme nous l'avons vu plus haut, la VVE semble être un bon indice de réponse au remplissage vasculaire. Cependant, il n'est pas validé dans toutes les situations cliniques par exemple quand les résistances vasculaires systémiques sont basses ou que les patients sont instables (16, 18, 19, 32).

Cependant, certains auteurs ont montré une meilleure corrélation pour la seconde génération de Vigileo^{TM}/Flotrac^{TM} (version 1.10) chez des patients opérés d'une chirurgie cardiaque (15) par rapport à l'ancienne version (33-35). Cette nouvelle version calcule la constante en prenant en compte la compliance artérielle et les résistances vasculaires (K) toutes les minutes contre toutes les 10 minutes avec la version utilisée dans notre étude (36). Ce point paraît très important et pourrait en partie expliquer nos résultats.

A ce jour, aucune étude n'a été conduite avec le système Vigileo^{TM} en neurochirurgie afin d'évaluer la posture sur la réponse au RV. Ce point est important à déterminer car la mise en DV est une option thérapeutique pour nombre de patients atteints d'un syndrome de détresse respiratoire aiguë en réanimation, pour lesquels des épreuves de remplissage vasculaire sont possibles. Les patients, opérés en DV, peuvent nécessiter un monitorage invasif de leur état hémodynamique, dont il faut cerner les limites d'interprétation avant de recourir à un remplissage vasculaire intempestif.

L'acte opératoire neurochirurgical peut se dérouler en décubitus ventral (DV) pour la chirurgie du rachis (abord postérieur) et les tumeurs de la fosse cérébrale postérieure, ou en décubitus dorsal (DD) pour la chirurgie du rachis (abord antérieur) et les autres localisations tumorales. Chez 20 sujets sains, 4 types de positions en DV ont été étudiés. La FC et la PAM ne variaient pas au cours des différentes positions. Par contre, l'index cardiaque chutait surtout lors de la position genu-pectorale (37). La mise en DV au cours de la neurochirurgie a été très peu étudiée (38, 39) et, en ce cas, évaluée uniquement par des paramètres hémodynamiques statiques. Chez 13 patients opérés d'une hernie discale, la mise en DV s'est accompagnée d'une baisse de 20 % de l'index cardiaque, mesuré par cathétérisme pulmonaire droit (40). Ailleurs, le DV a provoqué une baisse du volume ventriculaire gauche mesuré par échocardiographie transoesophagienne chez 15 patients opérés d'une laminectomie lombaire

(41). Enfin, la chute de la pression artérielle lors de la mise en DV est due à une diminution du volume d'éjection et de l'index cardiaque au cours d'une chirurgie du rachis lombaire (42). Dans notre étude, le DV a provoqué une chute de l'IC de 9 % (figure 1) ; il s'agit donc de valeurs beaucoup plus faibles que celles retrouvées dans la littérature mesurées par cathétérisme pulmonaire. Seule la PAM était modifiée de manière significative lors du retournement. Aussi, les deux groupes étaient comparables en termes de caractéristiques anesthésiques et chirurgicales sauf pour la concentration en hypnotiques. Ceci influence très certainement les faibles variations de l'IC lors du retournement : la diminution de cet indice pourrait être liée à un allègement de la sédation.

Ces effets sont probablement liés à la baisse du retour veineux par stockage veineux au niveau des membres inférieurs et par compression abdominale (43). De plus, la compression thoracique peut avoir un effet marqué sur l'interaction coeur-ventilation mécanique en réduisant la compliance ventriculaire et en modifiant ainsi les valeurs-seuils des facteurs prédictifs du remplissage vasculaire (VVE par exemple).

L'expansion volémique a cependant induit la même augmentation de l'IC dans les 2 groupes.

Les limites du système Vigileo™ sont liées à la technique : certains facteurs peuvent affecter la réponse du monitorage (bulles d'air, nœuds, longueur excessive de la tubulure). L'artériosclérose et donc la compliance artérielle (44), le rythme cardiaque (arythmies), le volume courant (45), les pertes sanguines rapides, un traitement par vasopresseurs sont à l'origine de variations exagérées du volume d'éjection.

La VVE doit être considérée après une période de stabilité d'une minute ce qui n'a pas été toujours possible dans notre étude ; en effet les données étaient relevées manuellement toutes les 5 minutes. Au bloc opératoire, lors de la préparation du malade (asepsie, anesthésie locale, mise en place des champs), le signal de pression artérielle était souvent instable de ce fait lors du recueil.

La version dans notre étude est la version 01.03. Il s'agit de la deuxième version. Actuellement, d'autres versions sont sur le marché avec des temps de calibration inférieurs à 10 minutes ; celles-ci semblent plus performantes dans des situations où le tonus vasculaire est différent des conditions « normales ».

Les indices dynamiques, comme nous l'avons vu précédemment, nécessite que les patients soient sédatés, en ventilation mécanique avec un volume courant supérieur à 7 ml/kg et en rythme sinusal. L'avenir est peut-être à un nouvel indice dynamique basé sur les variations du débit cardiaque lors d'un lever de jambe passif (LJP). Cette épreuve dynamique s'appliquerait aux patients en ventilation spontanée et en rythme non sinusal (46). Des études rétrospectives confirment que le LJP peut prédire de façon fiable la réponse au remplissage vasculaire (47). Une étude prospective montre que le LJP, par les modifications posturales qu'il engendre, est un bon indicateur de la réponse au remplissage vasculaire (48). Enfin, une étude observationnelle sur 89 patients admis en réanimation médicale montre que l'augmentation du volume d'éjection ≥ 15 % au cours d'un LJP prédit une réponse au remplissage vasculaire avec une sensibilité de 81 % et une spécificité de 93 % (49).

Les indices dynamiques sont nombreux et les systèmes de monitorage toujours plus performants. Des études supplémentaires s'avèrent nécessaires pour que le système Vigileo™ devienne un outil de monitorage couramment utilisé.

THESE SOUTENUE PAR : Karine BERGER

TITRE : Effets de la posture sur la réponse au remplissage vasculaire en neurochirurgie

5 CONCLUSION

La chirurgie réalisée en décubitus ventral (DV) s'accompagne d'une baisse du retour veineux et d'une modification des interactions coeur-poumon liée à la compression thoracique et abdominale. L'objectif de ce travail a été de tester l'impact du DV sur la réponse hémodynamique au remplissage vasculaire (RV) et sur la variation respiratoire du volume d'éjection systolique (VVE), qui est un indice pouvant prédire l'état de dépendance de la précharge.

Après accord du Comité de Protection des Personnes et consentement écrit, 53 patients (36 femmes / 17 hommes, âge moyen 56 ± 13 ans) ont été inclus dans cette étude prospective, pour une chirurgie du rachis ou une chirurgie tumorale intracrânienne en décubitus dorsal ou en décubitus ventral (DD, n = 30 patients et DV, n = 23 patients), sous anesthésie générale (propofol. rémifentanil, cisatracurium). Les deux groupes ont été comparables en termes d'antécédents cardio-vasculaires, de durée d'anesthésie et de chirurgie, de profondeur d'anesthésie, de posologie de morphinomimétiques et de curares à l'induction. Le remplissage vasculaire par cristalloïdes a été également similaire dans les deux groupes. Cependant, la concentration cible de propofol nécessaire à l'obtention d'un BIS entre 30 et 60 a été plus faible dans le groupe DV par rapport au groupe DD (2,6 ± 0,8 vs 3,1 ± 0,7 µg/ml, respectivement ; p<0,05).

Les données ont été recueillies par un moniteur Vigileo™ (Edwards Lifesciences, France) avant l'incision chirurgicale dans chacun des 2 groupes : T-avant, en DD pour les 2 groupes, T0 (10 minutes après la mise de la têtière pour le groupe DD et après retournement pour le groupe DV), puis toutes les 5 minutes pendant 30 minutes. Le RV a été réalisé par 500 ml de Voluven® sur 30 minutes. Une réponse positive au RV a été définie par une augmentation de l'index cardiaque (IC) > 15 % à T30 par rapport à T0. L'analyse a été faite par les tests de Student, Chi2 et ANOVA (moy ± SD).

Avant retournement ou pose de la têtière (T-avant), les 2 groupes ont été comparables pour l'IC et VVE.

A T0, aucune différence n'a été retrouvée pour la pression artérielle moyenne, la $PaCO_2$, le gradient alvéolo-capillaire en CO_2, la pression de plateau intrathoracique et le volume courant. L'IC mesuré à T0 était plus faible dans le groupe DV par rapport au groupe DD : 2,1 $\pm$ 0,4 vs. 2,4 $\pm$ 0,5 ml/min/m2, respectivement (p<0,05). De même, la VVE était plus élevée dans le groupe DV par rapport au groupe DD (20 $\pm$ 11 vs. 11 $\pm$ 4% en DD ; p<0,05).

A T30, le RV a induit la même augmentation de l'IC dans les 2 groupes : +18 $\pm$ 36 % en DV vs. +11 $\pm$ 15 % en DD (p = 0,32).

Le nombre de patients répondeurs au RV a été identique dans les 2 groupes (14 en DV vs. 12 en DD ; p = 0,22). Dans le groupe des répondeurs au RV, on n'observait aucune différence significative pour la FC et la PAM à T0. Par contre, l'IC et VVE étaient significativement différents selon la posture (20 $\pm$ 13 vs 11 $\pm$ 5 % en DD ; p = 0,03). Ainsi, la VVE semble être très influencée par la posture.

Enfin, la VVE n'était pas significativement différente selon que le patient soit répondeur ou non répondeur en DD (11 $\pm$ 5 vs 10.6 $\pm$ 4 %. respectivement ; p = 0,65) et donc ne peut pas être retenue comme un indice prédictif fiable de la réponse à l'expansion volémique dans notre étude.

Les contraintes pariétales exercées sur le système thoraco-pulmonaire et/ou la gène au retour veineux lors de la mise en DV retentissent sur le remplissage du myocarde. Les paramètres usuels de surveillance de l'hémodynamique (PAM, gradient alvéolo-capillaire en CO_2) sont pris en défaut. Un RV avant la mise en DV de ces patients est alors justifié.

VU ET PERMIS D'IMPRIMER

Grenoble, le 29/06/09

LE DOYEN   LE PRESIDENT DE THESE

Professeur B. SELE   Professeur JF. PAYEN

le 29/06/09

CHU GRENOBLE
DÉPARTEMENT ANESTHÉSIE
RÉANIMATION 1
Professeur J.F. PAYEN

6 ANNEXES

FORMULAIRE D'INFORMATION AU PATIENT

Document constitué en application du Code de Santé Publique.

Investigateur coordonnateur : Professeur Payen

Investigateurs : Docteurs Carcey, Gardellin, Hallé, Oddoux et Ollinet

Adresse : Pôle d'Anesthésie-Réanimation
         CHU de Grenoble BP 217
         38043 Grenoble Cedex 09
         Tel. 04 76 76 56 35 / Fax. 04 76 76 51 83

Promoteur : C.H.U de Grenoble
         Mr F. MARIE, Direction de la Recherche Clinique
         DRC-CHU
         BP 217. 38043 Grenoble Cedex 09
         Tel. 04 76 76 59 57

Titre identifiant la recherche : Effets de la posture sur la réponse au remplissage vasculaire en neurochirurgie.

Le Dr …………..m'a proposé de participer à une recherche biomédicale organisée par le bloc opératoire de neurochirurgie du C.H.U. de GRENOBLE.

Il m'a précisé que je suis libre d'accepter ou de refuser de participer à cette recherche et que je peux retirer à tout moment mon consentement sans encourir aucune responsabilité ni aucun préjudice de ce fait.

J'ai bien reçu et j'ai bien compris les informations suivantes :

BUT DE L'ETUDE

Le but de l'étude est de voir si la posture a une influence sur les indicateurs du volume sanguin (volémie) du patient, quand celui-ci est installé sur le dos (décubitus dorsal) ou sur le ventre (décubitus ventral) selon la nécessité de l'acte neurochirurgical.

Pour étudier la volémie, il est actuellement recommandé de faire un test de remplissage vasculaire et de mesurer la réponse du débit cardiaque à l'issue de ce test.

MONITORING A L'ETUDE

Description du moniteur :

Sous anesthésie générale, avant le début de l'intervention, un cathéter est mis en place au niveau de l'artère radiale. Il permet une mesure de la pression artérielle en continu et est indispensable lors de toute chirurgie longue et lourde. Dans le cas présent, ce cathéter est relié à un capteur de pression et à un moniteur particulier (capteur FloTrac^{TM}, moniteur Vigileo^{TM}, Edwards Lifescience Irvine, CA, USA). Grâce à ce dispositif, de nombreux paramètres sont mesurés en permanence : pression artérielle, débit cardiaque, et aussi volume d'éjection systolique, variation du volume d'éjection systolique.

Description du traitement :

Avant l'acte chirurgical, on effectue un remplissage vasculaire pendant 30 minutes, à la posologie de 500 ml. Le produit administré est un soluté de remplissage couramment utilisé en anesthésie-réanimation, le Voluven®, hydroxyéthylamidon à 6%, et est conditionné sous forme de poches stériles de 500 ml.

METHODOLOGIE

Il s'agit d'une étude avec 2 groupes de patients : le premier groupe est opéré en décubitus dorsal tandis que le deuxième groupe est opéré en décubitus ventral. La position est évidemment imposée par l'acte chirurgical.

DEROULEMENT DE L'ETUDE

Comme lors de toute chirurgie, vous allez bénéficier d'une consultation d'anesthésie quelques jours avant l'intervention. Nous allons vous proposer de participer à cette étude clinique après avoir renseigné le dossier médical habituel nécessaire pour une anesthésie. Un feuillet d'information ainsi qu'un formulaire de consentement éclairé vous est remis.

Lors de la visite pré-anesthésique, nous vous rappelons le but de l'étude. Nous vérifions la présence du cahier de recueil des données dans votre dossier. Le formulaire de consentement éclairé signé est archivé (on vous demande de conserver le deuxième exemplaire).

Le déroulement de l'anesthésie générale (choix du protocole, équipement) est standard pour le type de chirurgie que vous devez avoir. Une fois sous anesthésie générale, nous mettons en place un cathéter dans l'artère radiale permettant de mesurer en permanence votre pression artérielle, et de mesurer aussi le débit cardiaque grâce au moniteur Vigileo^{TM}.

DUREE DE L'ETUDE

Vous serez inclus dans l'étude pour la durée de l'intervention chirurgicale.

BENEFICES

Nous voulons savoir si la posture (décubitus ventral ou décubitus dorsal) a une influence sur les indicateurs du remplissage vasculaire en neurochirurgie. Il est en effet important de connaître la précision de ces mesures selon les conditions chirurgicales afin de mieux interpréter les informations données par les appareils de surveillance.

CONTRAINTES ET RISQUES

- Les contraintes sont celles liées à l'échec de pose du cathéter radial, à la présence d'un signal de mauvaise qualité.
- Les risques prévisibles sont ceux liés d'une part à la chirurgie et d'autre part à l'anesthésie. Cette étude ne génère pas de processus invasif supplémentaire par rapport à la même chirurgie se déroulant en dehors de l'étude.

PROTECTION DES PERSONNES

Cette recherche biomédicale a reçu un avis favorable du Comité de Protection des Personnes Sud-Est V favorable le 04/07/2007 et a obtenu l'autorisation de la direction générale de la santé en date du 20/07/2007.

Le CHU de Grenoble a pris toutes les dispositions prévues par la loi sur la protection des personnes (contrat d'assurance n° 126959 auprès de la SHAM).

Un exemplaire de cette fiche d'information vous est destiné.

A l'issue de cette recherche vous pourrez être informé de ses résultats globaux en prenant contact avec le médecin investigateur de l'étude.

CONFIDENTIALITE DES DONNEES VOUS CONCERNANT

Dans le cadre de la recherche biomédicale à laquelle le CHU de Grenoble vous propose de participer, un traitement de vos données personnelles va être mis en oeuvre pour permettre d'analyser les résultats de la recherche au regard de l'objectif de cette dernière. A cette fin, les données médicales vous concernant seront transmises au Promoteur de la recherche en France. Ces données seront identifiées par un numéro de code. Ces données pourront également, dans des conditions assurant leur confidentialité, être transmises aux autorités de santé françaises. Conformément aux dispositions de loi relative à l'informatique aux fichiers et aux libertés, vous disposez d'un droit d'accès et de rectification. Vous disposez également d'un droit d'opposition à la transmission des données couvertes par le secret professionnel susceptibles d'être utilisées dans le cadre de cette recherche et d'être traitées.

Vous pouvez également accéder directement ou par l'intermédiaire d'un médecin de votre choix à l'ensemble de vos données médicales en application des dispositions de l'article L 1111-7 du Code de la Santé Publique. Ces droits s'exercent auprès du médecin qui vous suit dans le cadre de la recherche et qui connaît votre identité.

EN RESUME

Sur un plan pratique, votre participation à cette étude nous permettra de déterminer l'effet de la posture sur les indices du remplissage vasculaire en neurochirurgie. La connaissance de ces effets aura un intérêt certain pour améliorer les conditions de prise en charge de nos patients selon qu'ils sont opérés en décubitus dorsal ou en décubitus ventral.

CONSENTEMENT DE PARTICIPATION

Titre identifiant la recherche : Effets de la posture sur la réponse au remplissage vasculaire en neurochirurgie

Promoteur :   CHU de Grenoble

Mr F. MARIE, Direction de la Recherche Clinique

DRC-CHU

BP 217. 38043 Grenoble Cedex 09

Tel. 04 76 76 59 57

Investigateur responsable de l'étude : Professeur PAYEN Jean-François

Pôle d'Anesthésie-Réanimation

BP 217 CHU, 38043 Grenoble Cedex 09

Tel. 04 76 76 56 35

J'ACCEPTE DE PARTICIPER A CETTE RECHERCHE DANS LES CONDITIONS PRECISEES CI-DESSOUS.

Si je le désire, j'ai le droit de refuser de participer à cette recherche ou de retirer mon consentement à tout moment sans encourir aucune responsabilité ni aucun préjudice de ce fait. J'en informerai alors le Professeur Payen ou l'un des investigateurs associés (Drs Carcey, Gardellin, Hallé, Oddoux, Ollinet).

Les données qui me concernent resteront strictement confidentielles. Je n'autorise leur consultation que par des personnes soumises au secret professionnel et collaborant à cette recherche.

Je pourrai à tout moment demander toute information complémentaire auprès des médecins investigateurs.

J'accepte que les données enregistrées à l'occasion de cette étude puissent faire l'objet d'un traitement informatisé, après l'anonymat, par le promoteur ou pour son compte. J'ai bien noté que mon droit d'accès prévu par la loi informatique et liberté s'exerce à tout moment. J'ai reçu une fiche d'information détaillée. J'ai reçu une copie du présent document, j'ai été informé(e) qu'une copie sera également conservée par les organisateurs dans des conditions garantissant la confidentialité, et y consens. J'ai été informé(e) que conformément à la réglementation sur les recherches biomédicales, le Comité de Protection des Personnes Sud-Est V a donné un avis favorable le 04/07/2007 et a obtenu l'autorisation de la direction générale de la santé en date du 20/07/2007 pour la réalisation de cette recherche.

Nom et prénom du patient :   Nom de l'investigateur :

Date :   Date :

Signature du patient   Signature de l'investigateur

Cahier d'observation des patients

Effets de la posture sur la réponse au remplissage vasculaire en neurochirurgie
VIGILEO

Identité du patient

Date :   Numéro du patient :
                                                 Numéro d'inclusion :

Nom (2 lettres) /_/_/   Prénom (1 lettre) /_/
Age :   Sexe :   ASA :
Poids :   Taille :

Antécédents cardio-vasculaires : Oui   Non
            Si oui, lesquels ?

Traitements à visée cardiaque ? Oui   Non
            Si oui, lesquels ?

Type d'intervention :
Durée de l'anesthésie (min) :   Durée de la chirurgie (min) :
Groupe :   décubitus dorsal (groupe 1)   □
                 décubitus ventral (groupe 2)   □

Surveillance per-opératoire

Fc : fréquence cardiaque
PAS, PAD, PAM : pression artérielle systolique, diastolique et moyenne
EtCO2 : End tidal CO2
Saturation O2 : saturation artérielle du sang en oxygène
BIS : index bispectral
DC : débit cardiaque
IC : index cardiaque
VES : volume d'éjection systolique
VVE : variation du volume d'éjection systolique
VEI : volume d'éjection indexé
Voluven : 500 ml sur 30 min
NaCl 0.9 % : 2 ml/kg/h
Gaz du sang : mesure avant têtière, à T0 et T30 (groupe DD)
            mesure avant DV, à T0 et T30 (groupe DV)

Epreuve	Avant têtière (gr DD) ou avant DV (gr DV)	T0	T5	T10	T15	T20	T25	T30
Heure								
Fc								
PAS								
PAD								
PAM								
EtCO2								
SpO2								
Température								
Propofol [Cc] en µg/ml								
Rémifentanil µg/kg/min								
Cisatracurium en mg								
BIS								
DC								
IC								
VES								
VVE								
VEI								
Voluven (doses cumulées en ml)								
Ringer lactate (doses cumulées en ml)								
NaCl 0,9 % (doses cumulées en ml)								
Hb								
PaO2								
PaCO2								
pH artériel								
Pplat								
Pcrête								
Vt en ml								

BIBLIOGRAPHIE

1. Michard F: Changes in arterial pressure during mechanical ventilation. **Anesthesiology** 103:419-428; quiz 449-415, 2005.
2. Michard F, Teboul JL: Predicting fluid responsiveness in ICU patients: a critical analysis of the evidence. **Chest** 121:2000-2008, 2002.
3. Osman D, Ridel C, Ray P, Monnet X, Anguel N, Richard C, Teboul JL: Cardiac filling pressures are not appropriate to predict hemodynamic response to volume challenge. **Crit Care Med** 35:64-68, 2007.
4. Perel A: Assessing fluid responsiveness by the systolic pressure variation in mechanically ventilated patients. Systolic pressure variation as a guide to fluid therapy in patients with sepsis-induced hypotension. **Anesthesiology** 89:1309-1310, 1998.
5. Berkenstadt H, Margalit N, Hadani M, Friedman Z, Segal E, Villa Y, Perel A: Stroke volume variation as a predictor of fluid responsiveness in patients undergoing brain surgery. **Anesth Analg** 92:984-989, 2001.
6. Manecke GR: Edwards FloTrac sensor and Vigileo monitor: easy, accurate, reliable cardiac output assessment using the arterial pulse wave. **Expert Rev Med Devices** 2:523-527, 2005.
7. Rex S, Brose S, Metzelder S, Huneke R, Schalte G, Autschbach R, Rossaint R, Buhre W: Prediction of fluid responsiveness in patients during cardiac surgery. **Br J Anaesth** 93:782-788, 2004.
8. Hofer CK, Muller SM, Furrer L, Klaghofer R, Genoni M, Zollinger A: Stroke volume and pulse pressure variation for prediction of fluid responsiveness in patients undergoing off-pump coronary artery bypass grafting. **Chest** 128:848-854, 2005.
9. Hofer CK, Senn A, Weibel L, Zollinger A: Assessment of stroke volume variation for prediction of fluid responsiveness using the modified FloTrac and PiCCOplus system. **Crit Care** 12:R82, 2008.
10. Langewouters GJ, Wesseling KH, Goedhard WJ: The pressure dependent dynamic elasticity of 35 thoracic and 16 abdominal human aortas in vitro described by a five component model. **J Biomech** 18:613-620, 1985.
11. Pratt B, Roteliuk L, Hatib F, Frazier J, Wallen RD: Calculating arterial pressure-based cardiac output using a novel measurement and analysis method. **Biomed Instrum Technol** 41:403-411, 2007.
12. Penttila J, Snapir A, Kentala E, Koskenvuo J, Posti J, Scheinin M, Scheinin H, Kuusela T: Estimation of cardiac output in a pharmacological trial using a simple method based on arterial blood pressure signal waveform: a comparison with pulmonary thermodilution and echocardiographic methods. **Eur J Clin Pharmacol** 62:401-407, 2006.
13. Sander M, Spies CD, Grubitzsch H, Foer A, Muller M, von Heymann C: Comparison of uncalibrated arterial waveform analysis in cardiac surgery patients with thermodilution cardiac output measurements. **Crit Care** 10:R164, 2006.
14. de Waal EE, Kalkman CJ, Rex S, Buhre WF: Validation of a new arterial pulse contour-based cardiac output device. **Crit Care Med** 35:1904-1909, 2007.
15. Mayer J, Boldt J, Wolf MW, Lang J, Suttner S: Cardiac output derived from arterial pressure waveform analysis in patients undergoing cardiac surgery: validity of a second generation device. **Anesth Analg** 106:867-872, table of contents, 2008.
16. Mayer J, Boldt J, Schollhorn T, Rohm KD, Mengistu AM, Suttner S: Semi-invasive monitoring of cardiac output by a new device using arterial pressure waveform analysis: a comparison with intermittent pulmonary artery thermodilution in patients undergoing cardiac surgery. **Br J Anaesth** 98:176-182, 2007.

17. Della Rocca G, Costa MG, Chiarandini P, Bertossi G, Lugano M, Pompei L, Coccia C, Sainz-Barriga M, Pietropaoli P: Arterial pulse cardiac output agreement with thermodilution in patients in hyperdynamic conditions. **J Cardiothorac Vasc Anesth** 22:681-687, 2008.

18. Biais M, Nouette-Gaulain K, Cottenceau V, Vallet A, Cochard JF, Revel P, Sztark F: Cardiac output measurement in patients undergoing liver transplantation: pulmonary artery catheter versus uncalibrated arterial pressure waveform analysis. **Anesth Analg** 106:1480-1486, table of contents, 2008.

19. Compton FD, Zukunft B, Hoffmann C, Zidek W, Schaefer JH: Performance of a minimally invasive uncalibrated cardiac output monitoring system (Flotrac/Vigileo) in haemodynamically unstable patients. **Br J Anaesth** 100:451-456, 2008.

20. Sakka SG, Kozieras J, Thuemer O, van Hout N: Measurement of cardiac output: a comparison between transpulmonary thermodilution and uncalibrated pulse contour analysis. **Br J Anaesth** 99:337-342, 2007.

21. P. Vignon BC, M. Slama, A. Vieillard-Baron: *Echocardiographie Doppler chez le patient en état critique ; Interactions cardio-pulmonaires.* 2008.

22. Jardin F, Farcot JC, Gueret P, Prost JF, Ozier Y, Bourdarias JP: Cyclic changes in arterial pulse during respiratory support. **Circulation** 68:266-274, 1983.

23. Perel A, Pizov R, Cotev S: Systolic blood pressure variation is a sensitive indicator of hypovolemia in ventilated dogs subjected to graded hemorrhage. **Anesthesiology** 67:498-502, 1987.

24. Tavernier B, Makhotine O, Lebuffe G, Dupont J, Scherpereel P: Systolic pressure variation as a guide to fluid therapy in patients with sepsis-induced hypotension. **Anesthesiology** 89:1313-1321, 1998.

25. SRLF J-LTelgdedl: Recommandations d'experts de la SRLF : "Indicateurs du remplissage vasculaire au cours de l'insuffisance circulatoire": *Réanimation*, 2004, pp 255-263.

26. Lopes MR, Oliveira MA, Pereira VO, Lemos IP, Auler JO, Jr., Michard F: Goal-directed fluid management based on pulse pressure variation monitoring during high-risk surgery: a pilot randomized controlled trial. **Crit Care** 11:R100, 2007.

27. Goedje O, Hoeke K, Lichtwarck-Aschoff M, Faltchauser A, Lamm P, Reichart B: Continuous cardiac output by femoral arterial thermodilution calibrated pulse contour analysis: comparison with pulmonary arterial thermodilution. **Crit Care Med** 27:2407-2412, 1999.

28. Biais M, Nouette-Gaulain K, Cottenceau V, Revel P, Sztark F: Uncalibrated pulse contour-derived stroke volume variation predicts fluid responsiveness in mechanically ventilated patients undergoing liver transplantation. **Br J Anaesth** 101:761-768, 2008.

29. Preisman S, Kogan S, Berkenstadt H, Perel A: Predicting fluid responsiveness in patients undergoing cardiac surgery: functional haemodynamic parameters including the Respiratory Systolic Variation Test and static preload indicators. **Br J Anaesth** 95:746-755, 2005.

30. Cannesson M, Musard H, Desebbe O, Boucau C, Simon R, Henaine R, Lehot JJ: The ability of stroke volume variations obtained with Vigileo/FloTrac system to monitor fluid responsiveness in mechanically ventilated patients. **Anesth Analg** 108:513-517, 2009.

31. Kobayashi M, Koh M, Irinoda T, Meguro E, Hayakawa Y, Takagane A: Stroke volume variation as a predictor of intravascular volume depression and possible hypotension during the early postoperative period after esophagectomy. **Ann Surg Oncol** 16:1371-1377, 2009.

32. Pinsky MR: Probing the limits of arterial pulse contour analysis to predict preload responsiveness. **Anesth Analg** 96:1245-1247, 2003.
33. Chatti R, de Rudniki S, Marque S, Dumenil AS, Descorps-Declere A, Cariou A, Duranteau J, Aout M, Vicaut E, Cholley BP: Comparison of two versions of the Vigileo-FloTrac system (1.03 and 1.07) for stroke volume estimation: a multicentre, blinded comparison with oesophageal Doppler measurements. **Br J Anaesth** 102:463-469, 2009.
34. de Waal EE, Rex S, Kruitwagen CL, Kalkman CJ, Buhre WF: Stroke volume variation obtained with FloTrac/Vigileo fails to predict fluid responsiveness in coronary artery bypass graft patients. **Br J Anaesth** 100:725-726, 2008.
35. Mayer J, Boldt J, Poland R, Peterson A, Manecke GR, Jr.: Continuous arterial pressure waveform-based cardiac output using the FloTrac/Vigileo: a review and meta-analysis. **J Cardiothorac Vasc Anesth** 23:401-406, 2009.
36. Zimmermann A, Steinwendner J, Hofbauer S, Kirnbauer M, Schneider J, Moser L, Pauser G: The Accuracy of the Vigileo/FloTrac System Has Been Improved-Follow-up After a Software Update: A Blinded Comparative Study of 30 Cardiosurgical Patients. **J Cardiothorac Vasc Anesth**, 2009.
37. Wadsworth R, Anderton JM, Vohra A: The effect of four different surgical prone positions on cardiovascular parameters in healthy volunteers. **Anaesthesia** 51:819-822, 1996.
38. Graftieaux JP, Benkirane J, Gomis P, Scherpereel B, Leon A: [Changes in systolic pressure and posture in the surgery of the lumbar spine]. **Agressologie** 34 Spec No 1:53-54, 1994.
39. Dharmavaram S, Jellish WS, Nockels RP, Shea J, Mehmood R, Ghanayem A, Kleinman B, Jacobs W: Effect of prone positioning systems on hemodynamic and cardiac function during lumbar spine surgery: an echocardiographic study. **Spine** 31:1388-1393; discussion 1394, 2006.
40. Yokoyama M, Ueda W, Hirakawa M, Yamamoto H: Hemodynamic effect of the prone position during anesthesia. **Acta Anaesthesiol Scand** 35:741-744, 1991.
41. Toyota S, Amaki Y: Hemodynamic evaluation of the prone position by transesophageal echocardiography. **J Clin Anesth** 10:32-35, 1998.
42. Poon KS, Wu KC, Chen CC, Fung ST, Lau AW, Huang CC, Wu RS: Hemodynamic changes during spinal surgery in the prone position. **Acta Anaesthesiol Taiwan** 46:57-60, 2008.
43. Palmon SC, Kirsch JR, Depper JA, Toung TJ: The effect of the prone position on pulmonary mechanics is frame-dependent. **Anesth Analg** 87:1175-1180, 1998.
44. Chemla D, Hebert JL, Coirault C, Zamani K, Suard I, Colin P, Lecarpentier Y: Total arterial compliance estimated by stroke volume-to-aortic pulse pressure ratio in humans. **Am J Physiol** 274:H500-505, 1998.
45. Reuter DA, Bayerlein J, Goepfert MS, Weis FC, Kilger E, Lamm P, Goetz AE: Influence of tidal volume on left ventricular stroke volume variation measured by pulse contour analysis in mechanically ventilated patients. **Intensive Care Med** 29:476-480, 2003.
46. De Backer D: Can passive leg raising be used to guide fluid administration? **Crit Care** 10:170, 2006.
47. Monnet X, Teboul JL: Passive leg raising. **Intensive Care Med** 34:659-663, 2008.
48. Jabot J, Teboul JL, Richard C, Monnet X: Passive leg raising for predicting fluid responsiveness: importance of the postural change. **Intensive Care Med** 35:85-90, 2009.

49.   Thiel SW, Kollef MH, Isakow W: Non-invasive stroke volume measurement and passive leg raising predict volume responsiveness in medical ICU patients: an observational cohort study. **Crit Care** 13:R111, 2009.

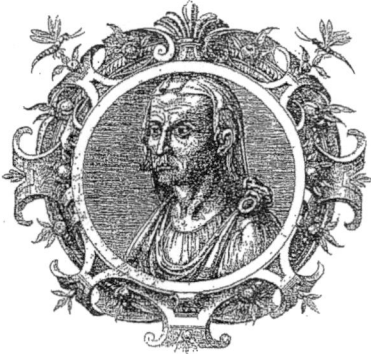

SERMENT D'HIPPOCRATE

En présence des Maîtres de cette Faculté, de mes chers condisciples et devant l'effigie d'HIPPOCRATE,

je promets et je jure d'être fidèle aux lois de l'honneur et de la probité dans l'exercice de la Médecine.

Je donnerai mes soins gratuitement à l'indigent et n'exigerai jamais un salaire au dessus de mon travail. Je ne participerai à aucun partage clandestin d'honoraires.

Admis dans l'intimité des maisons, mes yeux n'y verront pas ce qui s'y passe ; ma langue taira les secrets qui me seront confiés et mon état ne servira pas à corrompre les mœurs, ni à favoriser le crime.

Je ne permettrai pas que des considérations de religion, de nation, de race, de parti ou de classe sociale viennent s'interposer entre mon devoir et mon pàtient.

Je garderai le respect absolu de la vie humaine.

Même sous la menace, je n'admettrai pas de faire usage de mes connaissances médicales contre les lois de l'humanité.

Respectueux et reconnaissant envers mes Maîtres, je rendrai à leurs enfants l'instruction que j'ai reçue de leurs pères.

Que les hommes m'accordent leur estime si je suis fidèle à mes promesses.

Que je sois couvert d'opprobre et méprisé de mes confrères si j'y manque.

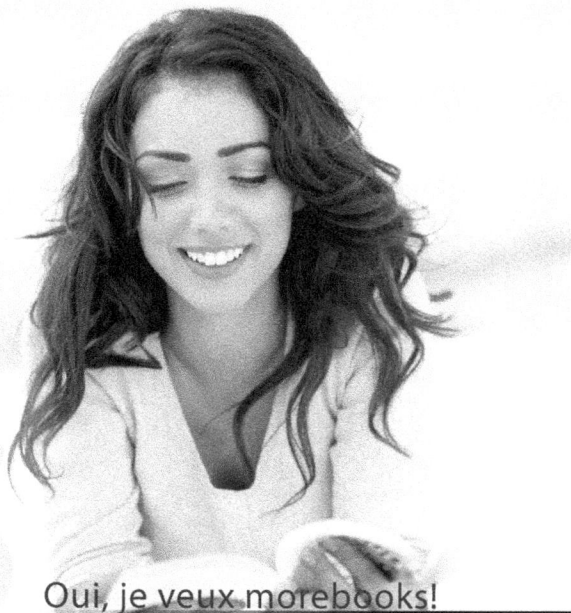

www.ingramcontent.com/pod-product-compliance
Lightning Source LLC
Chambersburg PA
CBHW020318220326
41598CB00017BA/1598